L'ART
D'ÉVITER LE DIVORCE

dédié aux nouveaux mariés, ainsi qu'aux
époux désireux de conserver ou de rétablir,
entr'eux, la bonne harmonie conjugale.

ESSAI PHYSIOLOGIQUE
par le Dr FÉLIX SPRING

2e ÉDITION

GENÈVE
CHEZ LES PRINCIPAUX LIBRAIRES
1885
Propriété pour tous pays

L'ART
D'ÉVITER LE DIVORCE

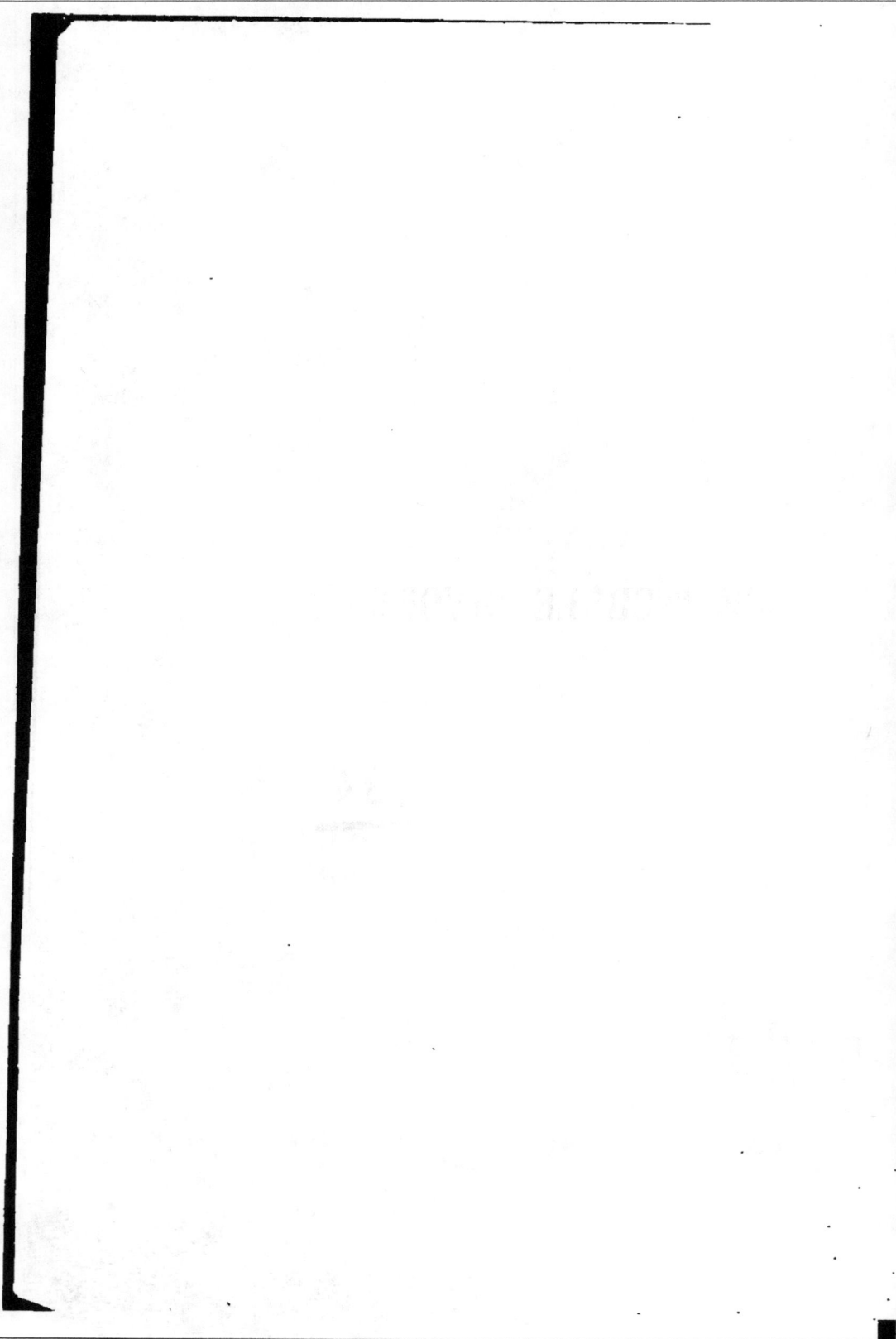

L'ART
D'ÉVITER LE DIVORCE

Conseils aux nouveaux mariés, ainsi qu'aux
époux désireux de conserver ou de rétablir,
chez eux, la bonne harmonie conjugale.

ESSAI PHYSIOLOGIQUE
par le Dr FÉLIX SPRING

2me ÉDITION

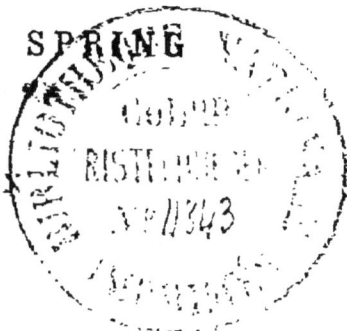

GENÈVE

CHEZ LES PRINCIPAUX LIBRAIRES

—

1883

Propriété pour tous pays

INTRODUCTION

*Notre titre. — Statistique du divorce.
La crise.*

Depuis la publication du présent
opuscule, il lui a été adressé nombre
de critiques Comme tout notre travail consiste à avoir groupé et pré-
senté sous un jour spécial des faits
qui étaient épars dans les traités de
physiologie, nous ne retenons que
les critiques qui s'adressent au plan
de l'ouvrage ou à son ordonnance.

L'une d'elle porte sur le titre :
Plus de divorce, qui a été compris
comme une protestation contre le
principe de la *dissolution légale* du
mariage. Telle n'a jamais été notre
pensée. Le divorce a pour but de
mettre fin à des maux que notre
livre, dans bien des cas, se propose

de prévenir. Aussi n'hésitons-nous pas à intituler cette 2ᵉ édition : *L'art d'éviter le divorce*, titre qui explique plus nettement son but.

En second lieu, on nous reproche de sembler n'admettre comme motifs de désunion, que des *causes physiques*. Nous avons dit — ce qui est très différent — qu'il faut tenir plus compte du rôle prépondérant que jouent les causes physiques, lesquelles exacerbent toutes les autres, quand elles ne sont pas, elles-mêmes, la cause initiale de graves mésintelligences.

Cette manière de voir est pleinement justifiée par la *Statistique du divorce*, publiée récemment par M. Bertillon. De ce travail, il ressort que le divorce est surtout demandé dans des cas qui reconnaissent pour cause déterminante ou aggravante, un motif physiologique.

Tels les mariages stériles, qui forment près de la moitié des demandes en séparation ; telles les unions entre époux d'âge trop disproportionné.

Les divorces sont plus nombreux dans les professions libérales et chez les commerçants que dans la classe ouvrière. De fait, les mariages qui accouplent des fortunes, sans nul souci de l'amour, se rencontrent plus souvent, — c'est presque la règle, — dans les classes aisées ; entre ces époux indifférents, sinon hostiles, dès l'abord, les rapports conjugaux ne sauraient tarder à devenir insupportables.

Dans le plus grand nombre de cas, — neuf fois sur dix, — c'est la femme qui demande le divorce. Les causes physiologiques peuvent, seules, expliquer cela. En cas de mésintelligence, l'homme cherche des

compensations au dehors ; cependant, pour satisfaire ses sens, il ne
répugne pas toujours à un rapprochement fortuit. Pour la femme, au
contraire, c'est un supplice intolé-
rable que d'être contrainte à recevoir les caresses de l'homme qu'elle
n'aime pas, ou, — ce qui est plus
navrant,— de l'homme qu'elle n'aime
plus ; de l'homme qui, par incon-
duite, égoïsme ou brutalité, a tué,
en elle, toute affection.

La statistique constate que le
nombre des désunions augmente à
mesure que la civilisation se développe. En plaçant l'homme dans
des conditions vitales artificielles, la
civilisation a apporté dans les fonctions organiques des causes nombreuses de trouble, — anémie, dys-
pepsie, phtisie, etc.,— et la seule fonction générative ne pouvait se sous-
traire à cette influence perturbatrice.

La troisième objection faite à notre livre consiste à en nier l'utilité. On nous accuse d'exagérer l'ignorance des jeunes gens et d'en prendre prétexte pour décrire au large, des faits qu'il est dangereux d'imprimer Nous répondrons que les vérités scientifiques, même sur les rapports conjugaux, sont moins dangereuses et moins malsaines que certains romans modernes dont les personnages pervertissent à plaisir toutes les lois de la nature. Et puis, avons-nous réellement exagéré l'insuffisance des connaissances physiologiques de beaucoup de jeunes mariés? Examinons cela de près, car si nous avons commis cette faute, notre volume mérite le pilon.

La statistique citée plus haut, établi — ce qui ne laisse pas que de surprendre *à priori*, — que le divorce est demandé pendant le

cours des deux ou trois premières
années de mariage. Un célèbre mora-
liste, philosophe — et sénateur — a
caractérisé du nom de *crise*, ce temps
d'arrêt dans l'évolution conjugale.
« Il y a généralement dans la vie,
une *crise*. Vous vous mariez, vous
vous adorez et, dans la langue commune, on appelle cela la *lune de
miel*. La lune de miel est généralement suivie, pour les cœurs bien
placés, de beaucoup d'autres lunes
de miel.. Mais il arrive que l'amour
s'éteint, l'amour physique, l'amour
violent, l'amour impétueux, l'amour
troublant. Il s'éteint par la possession, il s'éteint par la durée, il s'é-
teint par l'affaiblissement, peut-être,
des sens. A ce moment là, il y a une
crise terrible pour la destinée des
deux époux ; il peut parfaitement
arriver que la satiété produise presque le dégoût, en tout cas, une irri-

tabilité maladive, et que, pour une
question, peut-être légère, on se laisse
aller à la pensée qu'une séparation
serait possible..... Est-ce que je fais
un roman, Messieurs ? Je parle à
des hommes qui connaissent la vie
et je leur parle d'un des événements
les plus ordinaires et, en même
temps, *les plus considérables de l'existence.* » (¹).

L'orateur s'est étrangement mépris ·- ce semble — sur les causes
qui provoquent cet état de crise
indéniable que traversent un certain
nombre d'unions. On dit : Il vient
un moment où l'amour s'éteint : l'a-
mour *physique, violent, impétueux,
troublant ;* il s'éteint par la *satiété
produisant le dégoût.* S'il ne s'agit
que de l'homme, tout cela peut bien
n'être que trop vrai. Mais, croit-on,

(1) JULES SIMON. Discours prononcé au Sénat.

avec son caractère caressant et affec-
tueux, que la femme s'accommode
toujours de ces violences et qu'elle
ne soit pas troublée — quelquefois
— par ces tempêtes ? Et cette *irritabilité maladive* — qui s'empare, en
effet, de beaucoup de jeunes mariées,
— faut-il l'attribuer au dégoût produit par la satiété, quand la plupart
d'entr'elles ne connaissent l'amour
physique qu'à titre onéreux ?

Cette question est singulièrement
élucidée par quelques lignes du Dr
A. Courty, dont, en ces matières, la
parole fait autorité : « Chez la majorité des femmes, le sentiment voluptueux ne s'éveille que peu à peu,
comme par l'éducation progressive
d'un nouveau sens, et, ce n'est aussi
qu'un certain temps après le mariage, à une époque qui coïncide
souvent avec l'éveil du sentiment
voluptueux, que se produit la con-

ception. Aussi voit-on parfois la stérilité coïncider avec l'intégrité apparente et la santé la plus parfaite de
l'appareil génital, et ne pouvoir être
attribuée qu'à la froideur, au défaut
absolu de spasme, du sentiment
voluptueux, et, probablement, de
l'orgasme ou de l'érection féminine
qui y correspond, — même chez les
femmes très désireuses de devenir
mère.... Bien plus, on voit la fécon-
dité naître avec l'éveil du sentiment
voluptueux, après un sommeil qui a
duré, quelquefois, plusieurs années,
et poursuivre, dès lors, le cours normal de son évolution » ([1]).

Ainsi, l'amour physique, *violent
et impétueux* empêche ou retarde
longtemps l'éveil des sens, chez la
femme. De là, deux inconvénients
pour le bonheur conjugal : l'épouse

([1]) A. Courty. *Les maladies utérines.*

1*

se lasse de ces ardeurs qu'*on ne sait
pas* lui faire partager ; puis, si elle
reste inféconde, une tristesse invincible l'envahit, elle a conscience que
sa vie est manquée, sans but, si elle
n'obtient pas cette maternité, sa destination en ce monde.

Une autre cause de souffrances
morales et physiques pour l'épouse,
— aussi, de stérilité, — réside dans
les rapports sexuels *incomplets*, c'est-
à-dire ceux dans lesquels, au moment où elle commence à éprouver
le spasme génésique, la femme est
délaissée par un mari trop impétueux ou trop *prudent*. Laissons encore ici la parole à un spécialiste, le
Dr Churchill qui s'exprime dans les
termes les plus affirmatifs : « La
copulation incomplète peut être con-
sidérée comme une cause de maladie... Elle doit forcément amener
une perturbation dans tout le sys-

tème nerveux J'ai observé des cas
d'irritabilité morale qui dégénéraient
plus tard en mépris et en aversion
réciproque des deux époux. Je puis
affirmer que dans plus d'un cas de
séparation pour cause d'incompati-
bilité de caractère, *le point de départ
des troubles intérieurs et de la séparation était le fait que nous étu-
dions en ce moment* » (¹).

A présent, jetons un coup d'œil
sur ces belles lunes de miel, si cha-
leureusement célébrées. Levons un
coin du voile qui dérobe au pro-
fane, ces délices mystérieuses et
examinons si, parfois, l'absinthe
amère ne se substitue pas au miel
savoureux. Pour cela nous laissons
la plume au Dᵣ Barnes qui nous
révèlera des choses étranges et inat-
tendues : « Les cas de douleurs vul-

(1) F. CHURCHILL. *Traité des maladies des
femmes.*

vaires ou vaginales, pendant les rapports sexuels, sont *assez fréquents* dans les premiers jours de la vie conjugale. Ces douleurs peuvent, bien souvent, être rapportées à la *manière* dont ces rapprochements sont pratiqués. Une copulation *incomplète, maladroitement exécutée* amène une irritabilité nerveuse chronique qui rend les approches insupportables. *C'est une cause fréquente de malheurs entre époux* ... Le vaginisme le plus sérieux est celui qui se produit quand la circonférence de la vulve est atteinte de cette forme d'inflammation que produisent des *tentatives violentes et maladroites* de copulation... Quand le vaginisme s'établit *au commencement de la vie conjugale*, la douleur est si aigüe qu'un rapprochement complet est presque impossible. Le temps ne fait qu'aggraver l'état de la pa-

tiente, si elle continue à s'exposer à des tentatives de copulation Sa santé s'affaiblit par suite
de l'épuisement nerveux causé par
une souffrance répétée et par ce
qu'on peut appeler : *le désappoin-
tement de la nature.* Dans quelques
cas, l'irritabilité des centres est si
grande, la sensibilité vulvaire si
aigüe, que les tentatives amènent
des *convulsions* ou produisent des
syncopes » (1).

Pour ne rien omettre de ce qui se
rattache à ce pénible sujet, il faut
dire quelques mots d'une variété de
crise qui se déclare dès la première
nuit des noces et que l'on pourrait
appeler: *Folie post-nuptiale.* Cette
monomanie est caractérisée par l'a-
version que l'un des époux ressent
soudainement pour l'autre. Chez

(1) R. Barnes. *Maladies des femmes.*

l'homme, elle est fort rare ; chez la
femme, elle est plus fréquente et surtout plus grave ; elle peut aller jusqu'à l'aliénation mentale et, voire,
jusqu'au suicide. En voici quelques
causes : Une malformation des organes qui rende tous rapprochements douloureux (résistance ou
imperforation de la membrane hy-
men, étroitesse ou brièveté du vagin,
etc.) ; — Irritabilité nerveuse telle,
sous l'empire d'une extrême pudeur,
que les premières approches provoquent le *ténesme* — ou constriction
douloureuse — du vagin ; — Mais,
c'est surtout quand elle est la vic-
time d'un homme impatient, mal-
adroit et brutal, comme ceux dont
parle le Dr Barnes, que la jeune
épouse peut être atteinte d'un dé-
sespoir immense, d'un délire mor-
tel, à la pensée qu'il lui faudra *toute
sa vie* — et par *devoir* — subir la

honte d'un acte douloureux et dé-
goutant, s'il est accompli dans ces
conditions bestiales.

Nous en avons fini avec l'étio-
logie de la crise. Si — comme l'affir-
ment à l'envie, philosophes et gyné-
cologues, — « la crise n'est pas un
roman, si c'est l'un des événements
les plus ordinaires et, en même
temps, les plus considérables de
l'existence, » il faut reconnaître que
nous n'avons rien exagéré, au contraire, et qu'il se faisait réellement
sentir, le besoin d'une publication
enseignant : au nouvel époux, les
moyens d'éviter cette malencon-
treuse crise; au mari, assez mal-
adroit pour l'avoir provoquée, la
possibilité — quand faire se peut —
d'en atténuer les fâcheux effets.

Notre essai: *L'art d'éviter le divorce*, vient combler cette lacune en
plaçant à la portée du jeune marié,

un ouvrage qui le mette immédiatement en possession d'une expérience qu'il n'acquièrerait qu'à la
longue et, souvent, au dépend de
son bonheur et de celui de sa compagne ; — un ouvrage qui lui fasse
mieux comprendre et apprécier la
femme ; — un ouvrage, enfin, qui fai-
sant intervenir le principe d'ÉQUITÉ
dans les rapports conjugaux, assure
*la paix, sur la terre, aux hommes
de bonne volonté.*

L'ART
D'ÉVITER LE DIVORCE

CHAPITRE Ier

*De l'insuffisance des connaissances
physiologique de l'époux.*

Le mariage, dans l'antiquité,
avait surtout en vue la procréation ;
il en est encore ainsi sur la plus
grande partie du globe.

Dans les sociétés modernes, à
l'état de civilisation, le mariage a
une destination plus élevée. C'est

une institution politique, sociale et religieuse, créée en vue de la constitution de la famille et établie, surtout, dans l'intérêt de la femme et des enfants qui peuvent en naître.

Par conséquent, lorsque le mariage a été fécond et tant que les enfants ont besoin de protection, l'union ne doit être dissoute que dans des conditions exceptionnelles. « Les enfants qui ont leur mère dans une famille et leur père dans une autre, ne savent plus à qui attacher leur respect et leur amour; ils n'ont ni centre, ni point de ralliement (¹). »

(¹) Saint-Marc Girardin.

Cependant le divorce — ou, tout au moins, la séparation de corps — existe dans la législation de tous les peuples. Nous n'y contredisons pas; à condition pourtant, que l'on s'efforce d'en diminuer la fréquence, en s'appliquant à mieux connaître les causes qui y provoquent, ce qui permettrait de les mieux combattre.

Les philosophes, les moralistes et, même, les romanciers, ont fait de la recherche de ces causes, l'objet de travaux très considérables, très intéressants et... assez peu concluants, sans doute, puisque le divorce n'a jamais été plus demandé que dans ces temps.

. .

Les *causes morales* seules, ne peuvent expliquer comment tant d'unions sont troublées et, la plupart du temps, sans possibilité de réconciliation. Il faut tenir plus compte des *causes physiques* qui influent sur les premières pour les aggraver et les rendre incurables.

Si l'individu ne conserve la santé qu'autant qu'il accomplit normalement et intégralement toutes ses fonctions organiques, ce n'est pas forcer l'analogie d'en déduire que, de même, les époux ne vivront en bonne harmonie, — la santé conjugale, — qu'autant qu'ils accompliront normalement et intégralement l'un et l'autre, l'acte génital, c'est-à-dire la partie qui leur est commune de la fonction générative.

Aussi, nous proposons-nous, dans le présent ouvrage, de jeter un coup d'œil sur cette fonction, dans l'espèce humaine; toutefois, en restreignant cette étude aux seules connaissances physiologiques qui sont indispensables à l'époux pour le guider sûrement dans ses rapports conjugaux.

C'est-à-dire que nous nous bornerons à placer sous ses yeux un tableau résumé, mais aussi com-

plet que possible, présentant : les
lois physiologiques qui régissent
la fonction de la génération ; — les
différentes causes, morales et physiques, qui peuvent apporter des
troubles dans l'exercice de cette
fonction ; — les moyens propres à
combattre ces désordres et à ramener la fonction aux conditions normales qui lui ont été tracées, de tout
temps, par la nature.

Nous avons l'entière et absolue
conviction qu'une large diffusion
de ces connaissances contribuerait
puissamment à resserrer les liens,
de plus en plus relachés, du mariage
et de la famille et qu'elle limiterait

le divorce à un petit nombre de cas sans autre issue possible.

* *

Quand il s'agit d'élever un jeune homme à la dignité d'époux et de père de famille, doit-on craindre de l'instruire des lois qui président à la fonction de reproduction et des phénomènes qui découlent de ces lois? Est-ce que la morale aurait à souffrir de ce que le jeune marié connût les conditions dans lesquelles il aura à remplir ses devoirs de procréateur?

Sommes-nous encore au temps où Montaigne s'écriait, avec tant de bon sens : « Qu'a donc fait l'action

génésique aux hommes, si naturelle,
si nécessaire et si juste, pour n'en oser
parler sans vergogne et pour l'ex-
clure des propos sérieux et réglés? »

*   *

Ah! s'il s'agit de tuer son semblable, tout le monde tombe d'accord qu'un tel exercice ne saurait
être précédé d'études trop variées et
trop nombreuses.

Le prêtre qui doit — sans en
éprouver aucune — être témoin et
confident de toutes les passions,
on admet qu'il lui faut posséder
une connaissance approfondie, non-
seulement de ce qui est coupa-
ble, hors nature, mais encore de

toutes les particularités qui se rattachent aux fonctions génératives.

Il le faut docteur ès-science conjugale, pour qu'au tribunal de la
pénitence il s'érige en juge des débats
amoureux et puisse décider perti-
nemment si tel baiser est permis et
si telle caresse est licite.

S'agit-il seulement de la conduite
d'une machine quelconque ? Ap-
pelle-t-on pour cela un ouvrier
ignorant des principes sur lesquels
cette machine est établie et du fonc-
tionnement rationnel des organes
qui la composent?

2

Quant à admettre un jeune homme à la direction d'une épouse ?

Qu'importe !

Cette prudence, ce soin jaloux que l'on apporte à la conservation d'un organisme de bois et de métal, on s'en départ indifféremment quand il s'agit d'un organisme vivant, composé de chair et d'os, de muscles et de nerfs ; d'une créature pouvant penser et souffrir ; d'un être intelligent et affectif !

Cette incurie incroyable est préjudiciable à l'épouse d'abord, à l'enfant après, et, par suite, à la société toute entière, qui n'y voit d'autre remède que dans la sanc-

tion légale du mal qu'elle n'a su,
ni prévoir, ni empêcher.

Certes, l'époux doit — de toute
nécessité — connaître les devoirs
que lui imposent ses rapports so-
ciaux avec l'épouse.

Il doit — non moins impérieusement — être instruit des conditions
dans lesquelles s'effectuent les rapports conjugaux, ainsi que du fonc-
tionnement normal des organes qui
concourrent à ces rapports.

Alors il pourra appliquer au
mariage les principes de justice,
d'amour et de charité qui doivent
présider à tous actes.

Alors aussi les turpitudes et les aberrations de l'amour ne seront plus à craindre, sinon de la part du jeune débauché dont toutes les connaissances, sur cette importante fonction, se borneront à celles qu'il aura pu acquérir en traduisant Aristophane ou Martial.

CHAPITRE II

De l'amour et de son rôle dans le mariage.

L'amour est une passion affective composée d'un instinct physique et d'un sentiment électif.

. L'instinct physique porte les individus d'un sexe à s'unir indifféremment avec n'importe quel individu de l'autre sexe.

C'est l'instinct de la conservation de l'espèce ; il se manifeste chez l'homme et chez les animaux, à partir du moment où les organes génitaux ont atteint leur complet développement.

C'est ici l'état de ces organes qui provoque à l'exercice de la fonction de la reproduction.

L'amour, dans l'espèce humaine, se complique d'un sentiment de choix, qui guide et ennoblit l'instinct. Il porte l'être à s'unir, non plus à n'importe quel être d'un autre sexe, mais à tel être déterminé, de préférence à tel autre, pour lequel il ne ressentirait aucune affection.

Ce sentiment a toujours un mobile, une raison déterminante qui prend sa source dans la constata-

tion des perfections de l'objet aimé :
perfection physique — *beauté;* perfection morale — *bonté;* perfection
intellectuelle — *esprit.*

La conservation de l'espèce n'est
pas moins assurée, dans ces conditions, que dans les cas auxquels
l'instinct seul préside. Bien au contraire. Seulement alors c'est l'imagination qui intervient avant la
mise en jeu des organes.

. . .

L'amour intégral — dans sa double manifestation physiologique et
psychique — est une source d'incitations provocatrices pour les opé-
rations de l'entendement et comme

un *stimulus* vivifiant qui leur donne
une activité et une allure toute nouvelle. Il donne de l'éclat à l'imagination et aiguillonne incessamment
le feu de l'esprit ([1]).

Il est la plus puissante, la plus
noble et la plus légitime des forces
sociales.

Toute union qui ne l'a pas pour
base est immorale, antisociale et
elle est vouée fatalement à être
troublée.

Au contraire, les êtres qui s'unissent par amour font un acte moral,
utile à eux et à la société, un acte
éminemment bon en soi.

([1]) Luys. *Recherches sur le système nerveux.*

Pour qu'une union soit heureuse, féconde et durable, il ne suffit pourtant pas que l'amour l'ait formée. Il faut encore que, par les marques d'une estime réciproque, les époux s'appliquent à conserver cette affection mutuelle et qu'ils sachent la préserver des chocs et des malentendus.

* * *

L'époux qui aura été accepté sans répulsion, mais aussi sans amour, peut espérer de faire naître ce sentiment, chez sa femme, s'il lui témoigne de l'estime et s'il se conduit, dans ses relations conjugales, de manière à mériter la sienne.

2*

Cela sera toujours possible au mari qui *sait* aimer. Savoir aimer, est une science qui restera lettre close pour celui qui ignore la constitution physiologique de la femme et qui est exposé, par cette ignorance, à méconnaître les conditions physiques qui peuvent réagir sur le moral — et réciproquement — les conditions morales qui peuvent réagir sur le physique.

Réactions d'autant plus vives que la femme sera plus finement constituée.

Si la connaissance physiologique de la femme est indispensable à

l'homme vertueux, elle l'est peut-
être davantage, à l'imprudent qui
aura gaspillé les premières années
de sa jeunesse entre les bras de ces
créatures qui ont mis toute honte
de côté.

Rien n'est préjudiciable comme la
fausse expérience que l'on a ac-
quise ainsi.

Au point de vue physiologique,
tout comme au point de vue moral,
il y a autant de différence entre
une femme impudique et une jeune
fille chaste qu'entre les fureurs d'un
torrent impétueux et le cours d'un
ruisseau paisible.

Les élans de passion effrénée, les

caresses hardies qui transportent celle-là, effaroucheraient celle-ci et la rempliraient de confusion.

*   *   *

L'amour, malgré sa double nature instinctive et affective, ne peut se scinder, sans perdre tout caractère.

Les passions qui n'ont pour mobile que la satisfaction des sens, ne sont pas plus durables qu'elles ne sont nobles. Il n'y a là qu'un instinct dévoyé, c'est-à-dire un libertinage.

L'amour *platonique* a-t-il jamais existé? Pour le moins, il est impraticable entre les êtres possédant la jeunesse dans un corps sain.

S'il était réalisable, ce serait un marché de dupes, allant à fin contraire de la nature, partant parfaitement *immoral*.

C'est dans le mariage que, sous son double aspect, l'amour peut et doit trouver sa satisfaction légitime et sa complète expansion.

En réalité, il s'en faut de beaucoup qu'il en soit toujours ainsi.

Trop souvent l'élément affectif est modifié, amoindri et même tout à fait détruit par l'élément instinctif, mal ou incomplètement interprété.

Examinons donc quel doit être le

rôle normal de l'amour, considéré comme fonction conservatrice de l'espèce.

Nous comprendrons mieux ensuite, comment les anomalies qui seront susceptibles de se produire dans l'exercice de cette fonction, pourront réagir sur l'amour, considéré comme sentiment affectif.

CHAPITRE III

Des organes de la génération.

Les organes constituant les appareils destinés aux fonctions nécessaires à la conservation individuelle — *nutrition, respiration,* etc. — ont entr'eux un rapport, les tenant sous une telle dépendance, qu'ils doivent forcément se rencontrer réunis sur chaque individu.

Ceux qui constituent l'appareil destiné à la fonction la plus importante, socialement, la fonction conservatrice de l'espèce — *génération*

— sont répartis sur deux individus différents.

L'un possède les organes qui produisent le germe ; l'autre, ceux qui sont appelés à le féconder.

Le germe destiné à perpétuer l'espèce est l'*œuf* ou *ovule*. L'élément organique destiné à le féconder est le *spermatozoïde*.

De l'action réciproque de ces deux éléments découle le principe de vie qui animera le nouvel être et qui présidera à son développement ([1]).

* *

La fécondation ne pouvant avoir lieu que par le concours volontaire

([1]) Pu. SAPPEY. *Anatomie descriptive.*

de deux êtres, porteurs d'organes
différents et complémentaires, il
convient d'examiner ces organes,
successivement, dans l'un et l'autre
sexe.

Organes génitaux de l'homme.

Il n'entre pas dans le plan res-
treint de cet ouvrage de décrire
complètement l'appareil de la génération chez l'homme, cela serait,
pour le moins, sans utilité pratique.

Il nous suffira de rappeler qu'il
se compose des parties essentielles
suivantes :

Les *testicules,* organes prépara-

teurs du *sperme* ou liquide fécondant.

Les *canaux déférents*, chargés de
transporter ce liquide après son
élaboration.

Les *vésicules séminales*, réservoirs
dans lesquels il est convervé d'une
émission à l'autre.

Les *canaux éjaculateurs*, qui l'éli-
minent en le versant dans le canal
de l'urèthre.

Enfin le *penis* ou *verge*, organe
de copulation, destiné à porter le
sperme à la rencontre de l'ovule,
dans les voies que ce dernier par-
court pendant son évolution.

Organes génitaux de la femme.

L'appareil de la génération, chez la femme se compose de deux groupes d'organes.

L'un — interne — comprend :

Les *ovaires*, organes producteurs des ovules.

Les *trompes utérines*, qui servent à conduire le germe des ovaires à l'uterus.

La *matrice* ou *uterus*, organe gestateur sur les parois duquel l'ovule fécondé prend racine, et dans lequel il séjourne et se développe jusqu'à ce que le nouvel être puisse vivre de ses propres forces. Alors l'uterus devient, par ses contrac-

tions, le principal agent de son expulsion.

Les fonctions de ce groupe s'ac-
complissent sans le concours de la
volonté. Aussi n'en parlerons-nous
pas davantage, sous peine de dé-
passer les limites dans lesquelles
ce travail doit être renfermé.

Comme intermédiaire entre les
organes internes et le groupe externe, on rencontre le *vagin*, canal
qui s'ouvre à la partie inférieure de
la vulve et qui, par une courbe lé-
gèrement concave en arrière, se di-
rige vers le col de l'uterus autour
duquel il se termine.

Pendant la copulation, le vagin est destiné à recevoir la verge, ou organe mâle. Il sert aussi de canal pour l'expulsion du germe, quand ce germe a atteint sa maturité.

Le second groupe — externe — porte, dans son ensemble, le nom de *vulve*. Il comprend :

Le *penil* ou *mont de Venus*, éminence arrondie, plus ou moins saillante, qui surmonte et protège le corps des pubis. Il se couvre de poils à l'époque de la puberté.

Les *grandes lèvres*, replis de la peau qui se continuent, par en haut, avec la partie inférieure du penil et qui s'étendent, par en bas, jusqu'au périnée, où ils se réunissent pour former une commissure.

Les grandes lèvres présentent deux faces : l'une, externe, se couvre de poils à la même époque que le penil; l'autre, interne, est contiguë à celle de la lèvre opposée. Par cette disposition, les grandes lèvres recouvrent et protègent l'ensemble des organes génitaux externes.

Les *petites lèvres* ou *nymphes,* replis situés entre les grandes lèvres. Les petites lèvres naissent sur les parois de la vulve, au-dessous de l'entrée du canal vaginal, puis elles remontent latéralement et se réunissent à la partie supérieure de la vulve.

Cette réunion s'effectue par la division de chaque petite lèvre en deux branches. Les branches inférieures se réunissent au-dessous du clitoris et en forme le *frein*. Les branches supérieures se réunissent au-dessus de cet organe et constituent son recouvrement ou *prépuce*.

Le *clitoris*, organe érectile, analogue au *penis* de l'homme, dont, sous des dimensions bien plus petites, il reproduit, en majeure partie, la structure particulière.

Le clitoris est situé sous les grandes lèvres et à la partie supé-

rieure des petites lèvres, lesquelles
recouvrent son extrémité libre, ap-
pelée *gland* — par analogie sans
doute—puisqu'il est imperforé et ne
possède pas, à beaucoup près, l'ex-
quise sensibilité du gland qui, chez
l'homme, termine le penis.

Enfin, il est d'usage de considé-
rer les *seins* ou *glandes mammaires* comme une annexe de l'appareil
génital de la femme.

A bon droit, croyons-nous.

En effet, les seins sont destinés à
secréter le lait, liquide spécial propre à alimenter le nouveau-né.

De plus, nous verrons dans les

prochains chapitres, qu'ils jouent un certain rôle, non sans importance, dans les phénomènes qui précèdent ou accompagnent l'acte génératif.

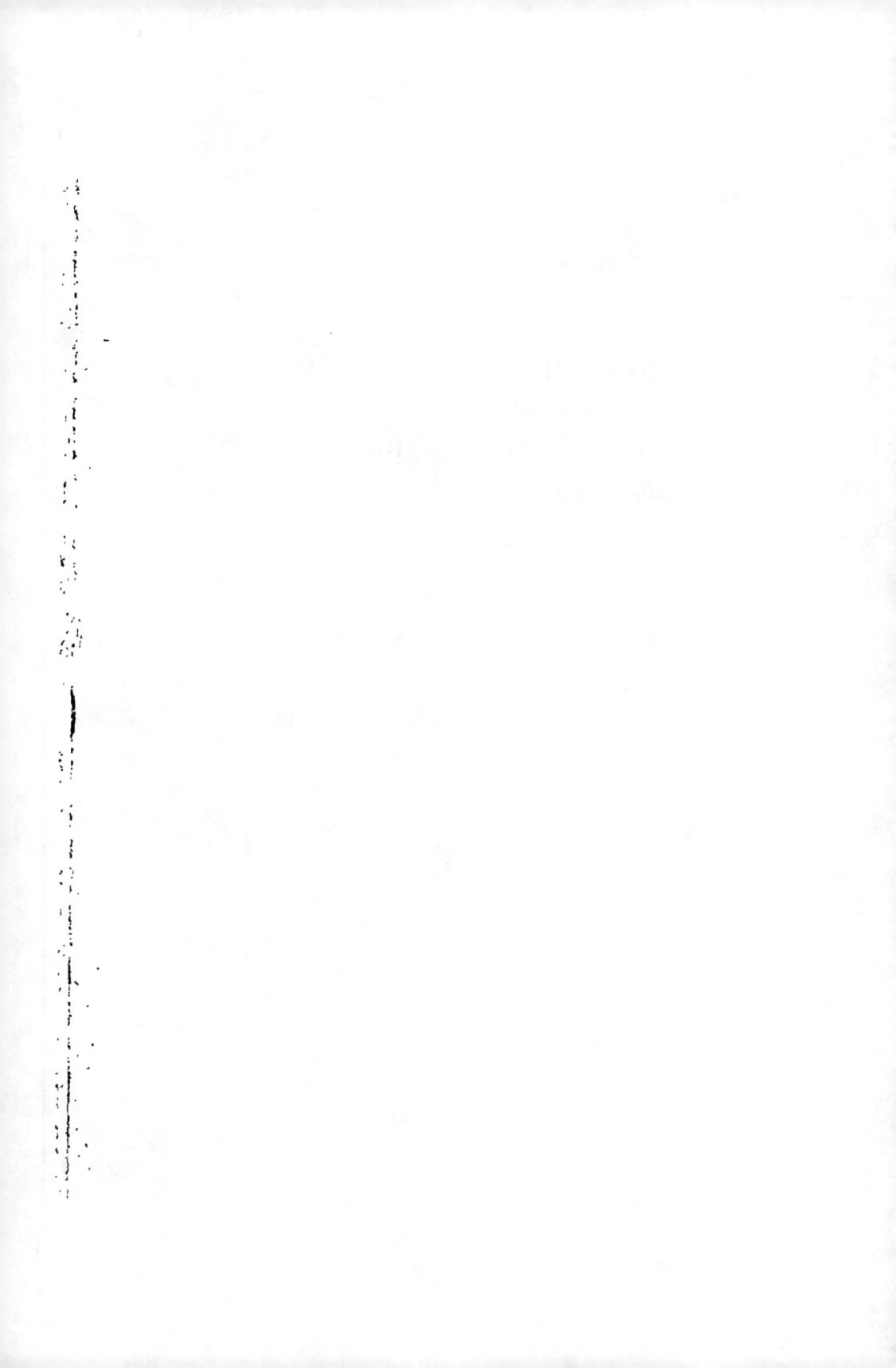

CHAPITRE IV

Physiologie de la fonction
de reproduction.

L'accomplissement de l'acte génératif est précédé, chez l'homme, par
l'érection du *penis ;* la rigidité qu'acquiert alors cet organe étant nécessaire pour qu'il puisse remplir sa
fonction.

L'érection est un phénomène in-
volontaire qui se produit sous l'influence des désirs amoureux, lesquels, par la mise en jeu de nerfs
spéciaux, font affluer le sang arté-

riel dans les corps érectiles de la verge.

Là, ce sang demeure enfermé par l'effet des muscles qui pressent la base de la verge, tandis que, par son élasticité, la peau distendue comprime les veines et achève de l'emprisonner complètement.

Dans cet état, le gland de la verge étant pourvu de papilles nerveuses, volumineuses et multipliées, il acquiert, par les frottements, une sensibilité qui contribue à augmenter la stase du sang et la rigidité de l'organe.

Bientôt les sensations voluptueuses deviennent plus intenses et le fluide fécondant est expulsé, avec force, par une série de mouvements musculaires spasmodiques.

C'est le dernier acte et le but de la fonction, chez l'homme. Il est suivi d'une détente brusque des organes et d'un abattement passager qui n'est pas dépourvu de charme (¹).

Chez les personnes continentes, l'état de plénitude des testicules et des vésicules séminales, en disten-

(¹) Quelques auteurs parlent plutôt d'un certain sentiment de tristesse. Il n'en est ainsi qu'à la suite de rapprochements effectués avec une femme vénale ou indifférente.

dant ces organes, fait naître les désirs et est la cause la plus active et
la plus générale de l'érection.

* *

Dans l'état de mariage, le souci
des affaires, la préoccupation de
telle question ou de telle entreprise,
surtout l'effet de l'habitude, peuvent endormir les sens et éteindre
l'imagination de l'époux.

La nature a prévu cela et elle y a
paré :

1° En rendant plus active la secrétion du liquide fécondant chez
l'homme qui vit intimement auprès
de la femme aimée ;

2° En dotant la femme d'une

voix douce, dont les inflexions
charment l'oreille ; d'un regard
expressif, de jolis traits, de formes
élégantes et gracieuses qui ré-
jouissent les yeux ; d'une cheve-
lure abondante et soyeuse ; « d'une
peau plus fine et plus belle dont le
contact moëlleux, élastique et sa-
tiné, procure à l'homme une sensation des plus agréables, qui contribue puissamment à l'éveil des désirs érotiques ([1]). »

Chez la femme, les désirs amoureux provoquent aussi l'érection
de l'organe analogue au penis, du

([1]) LONGET. *Physiologie.*

clitoris, qui se tend pour se rapprocher de la verge et entrer en contact avec elle.

Ce symptôme principal est accompagné de plusieurs symptômes accessoires non moins significatifs : le visage se couvre de rougeur; les yeux brillent d'un plus vif éclat; les lèvres deviennent sèches et brûlantes; les seins se gonflent et se soulèvent; les mamelons durcissent et se dressent ; enfin les organes génitaux s'entr'ouvent et se portent en avant pour faciliter la réception de l'organe mâle.

Les sensations voluptueuses sont

perçues et transmises au cerveau
par des papilles nerveuses d'un volume relativement considérable et
d'une grande sensibilité.

Chez la femme, ces papilles se
rencontrent abondamment au bord
des lèvres, dans le tissu des mamelons, dans celui des nymphes et à
la surface interne du vagin.

Dans ce canal, ces papilles sur-
montent des saillies volumineuses
et d'autant plus multipliées qu'elles
appartiennent à une partie plus
rapprochée de l'orifice vulvaire.

Ces saillies sont destinées à faciliter les rapprochements sexuels en
multipliant les frottements.

3*

C'est aussi dans un but d'accommodation fonctionnelle que l'entrée
du vagin est rétrécie par l'action de
muscles constricteurs.

* *

Mais l'organe qui est le véritable
siège de la volupté, chez la femme,
c'est le clitoris, dont le gland, et
surtout le prépuce, sont très riches
en filets nerveux.

Le clitoris entre en érection sous
les mêmes influences et de la même
manière que le penis. Sous l'action
de muscles spéciaux qui compriment les bulbes du vagin, le sang
en est chassé dans les mailles du
tissu érectile du clitoris, où il est

retenu par d'autres muscles qui compriment les racines des corps caverneux.

Les sensations voluptueuses perçues par le clitoris sont transmises, de proche en proche, à tout l'être. Par la mise en jeu sympathique des autres centres nerveux, elles atteignent bientôt leur maximum et déterminent une crise spasmodique analogue à celle qui est éprouvée par l'homme et, suivi aussi, d'une détente des organes et d'une prostration passagère (¹).

*

(¹) M. Ch. Rouget affirme que les ovaires et l'utérus sont munis d'un corps spongieux érec-

Chez les êtres restés à l'état de nature, les choses se passent, assez généralement, telles que nous venons de les décrire.

Dans les contrées sauvages et sous les influences d'un climat torride, les sens sont plus prompts à s'émouvoir.

Les corps étant *in naturalibus*, l'épiderme entre en contact sur une grande surface, les bras étreignent

tile. « Souvent, dit-il, l'orgasme génésique est limité aux bulbes du vagin et au clitoris. Mais il doit, quand il est à son *summum* d'intensité, franchir ces limites et envahir les organes essentiels de la fonction génitale. » Cela pourrait expliquer comment une vive sensation voluptueuse peut, parfois, hâter le retour des règles.

les chairs, les poitrines se touchent et les lèvres se rencontrent.

Cet ensemble de circonstances favorables doit porter rapidement les sens à leur plus grand degré d'exaltation, d'autant plus que la pudeur n'y fait que peu ou point d'obstacle.

Dans les climats froids ou tempérés, surtout pendant les premiers temps du mariage, il est loin que cela se passe ainsi.

La civilisation, en développant le sentiment de la dignité personnelle, a fait naître la pudeur qui en est une manifestation (1).

(1) PROUDHON : *De la justice.*

D'un autre côté, une hygiène bien
entendue, jointe aux exigences cli-
matériques, ont fait prévaloir l'usage
d'un vêtement de nuit.

Il résulte de ces circonstances
qu'une notable partie des moyens
d'action, des ressorts que la nature
avait préparés et multipliés à des-
sein, n'entrent pas en jeu ou sont
paralysés temporairement.

. . .

C'est donc affaire au physiologiste, en étudiant les troubles que
ces causes peuvent apporter à
l'exercice de la génération, de re-
chercher — et cette recherche est
la principale raison d'être de ce

livre — s'il est possible de contre-
balancer les conséquences anaphro-
disiaques de la civilisation et, dans
l'intérêt du bonheur des époux, de
ramener la fonction à ses conditions
normales.

CHAPITRE V

Anomalies de la fonction. — Stéri-
lité et infidélité.

« L'homme, pour être heureux
sur la terre et se conserver en
santé, a besoin du développement
normal et de l'activité régulière de
ses diverses fonctions (¹). »

L'exercice de la fonction générative ne fait pas exception à cette
règle : il contribue à rendre l'homme
heureux et à le maintenir en bonne
santé.

(¹) Borel. *Le Nervosisme.*

Quand il a lieu avec régularité et
modération — comme c'est généralement le cas, en l'état de mariage
— cet exercice laisse, après lui, ce
sentiment de contentement et de
bien-être qui accompagne cons-
temment la satisfaction légitime
d'un besoin fonctionnel.

Il concourt ainsi à assurer la régularité des autres fonctions; il rend
le cerveau plus libre et l'esprit plus
prompt; il prédispose à l'expansion
et entretient la gaîté : en un mot, il
rend l'être meilleur.

Par contre, ceux qui n'obéissent
pas aux incitations de cette fonction — volontairement ou non —

se distinguent par un caractère inégal, envieux et chagrin; ils sont,
du reste, exposés à des maux presque aussi nombreux que ceux qui
y cèdent sans aucun frein.

Pour qu'il produise les effets salu-
taires, énumérés ci-dessus, il faut
que l'exercice de cette fonction soit
normal et complet.

Or, dans l'accomplissement de
l'acte génératif, il peut se présenter
quatre cas bien distincts, caractéri-
sés par la manière dont cet acte se
termine.

Deux de ces terminaisons sont
conformes aux lois de la nature;

les deux autres ne donnent satisfaction qu'à l'un des deux époux.

Il en résulte que le retour fréquent, la prédominance de l'une ou de
l'autre de ces terminaisons peut
avoir une influence heureuse ou dé-
sastreuse sur le maintien de la
bonne harmonie conjugale.

Nous allons examiner successivement ces quatre cas, ainsi que les
conséquences physiques et morales
qu'ils entraînent, le plus souvent, à
leur suite.

Premier cas.

Le spasme final, la crise qui termine l'acte génératif se produit si-

multanément, ou à très peu près si-
multanément, chez les deux époux.

Ce *terminus* est le seul normal ;
c'est en vue de sa production que
la nature a déployé ses ressources
les plus variées.

Il a pour conséquence infaillible
de resserrer les liens qui unissent
les époux et d'augmenter la confiance et l'estime qu'ils éprouvent
mutuellement. Loin d'être diminué
par la possession, leur amour s'ac-
croit en raison directe de l'intensité
des joies éprouvées l'un par l'autre.

Malheureusement, par l'égoïsme
ou l'inexpérience du mari, ce cas,

qui devrait être la règle générale,
n'est qu'une rare exception dans la
plupart des ménages.

Deuxième cas.

Dans ce deuxième cas —du reste,
très peu fréquent normalement —
c'est la fonction de la femme qui
est terminée un peu avant celle du
mari.

Cette terminaison semble encore
répondre aux vœux de la nature,
puisqu'elle donne satisfaction aux
besoins physiologiques des deux
époux.

Pourtant, il y a des auteurs qui
sont d'avis que la fécondation ne

saurait avoir lieu quand le spasme
de la femme est terminé avant
l'émission du liquide fécondant.

Ils prétendent qu'alors, l'état
d'inertie dans lequel rentre les organes met un obstacle insurmonta-
ble à l'introduction des spermatozoïdes dans le col de l'*uterus*, condition *sine qua non* de la fécondation.

L'on comprend, de reste, qu'il
est difficile de se ranger à l'affirmative ou à la négative dans une
question de ce genre, dont l'objet
échappe à tout contrôle direct.

Troisième cas.

Ce troisième cas se présente très fréquemment, surtout dans les commencements du mariage.

Il est caractérisé par la non-participation de l'épouse à l'acte génératif. Elle le subit passivement, sans plaisir par conséquent, et même, quelquefois, avec répugnance.

Cependant, pour atteindre plus sûrement son but — la conservation de l'espèce — la nature a attaché un vif sentiment de plaisir à tous les actes qui concourent à la procréation.

Ce sentiment voluptueux est tou-
ours éprouvé par l'époux, puisqu'il
est, pour lui, une nécessité fonctionnelle.

Il doit être également ressenti
par l'épouse : parce qu'elle y a autant de droit que son mari ; parce
qu'il est immoral qu'elle serve passivement d'instrument de plaisir ;
parce que, enfin, cette sensation
spéciale est indispensable à une fécondation normale.

Ce n'est pas qu'il ne puisse arriver, quelques fois, que la femme
conçoive sans plaisir ; il n'en manque pas d'exemple. Pourtant le fruit
d'une telle conception n'a jamais la

4

vigueur physique et intellectuelle de celui qui a été obtenu dans la simultanéité du spasme génésique.

Cela est établi péremptoirement, du reste, par la différence, toute à l'avantage des premiers, qui existe entre les *enfants de l'amour* — comme on dit très exactement — et ceux qui sont issus des embrassements contraints et ennuyés d'époux qui ne sont liés que par des convenances d'intérêt.

*   *

Au chapitre précédent, l'on a pu remarquer avec quelle sollicitude la nature a multiplié les circonstances qui peuvent amener l'orgasme de l'appareil génital de la femme.

Cependant, les sensations voluptueuses perçues par les différentes parties de cet appareil, n'agissent qu'accessoirement, même celles qui sont ressenties par le canal vaginal.

Seules, les sensations que le clitoris, en érection, transmet au cerveau, ont le pouvoir de provoquer le spasme terminal.

Or, le vagin s'ouvrant au-dessous et en arrière du clitoris, à une distance relativement considérable — trois centimètres environ — il en résulte que, malgré la connexion qui existe entre ces organes, les ap-

proches de l'époux n'ont pas toujours et fatalement pour effet de
provoquer cette érection.

. .

Cette passivité de la femme,
phénomène tout physiologique, re-
connait deux causes, toutes deux de
l'ordre moral : 1° l'indifférence ou
l'aversion éprouvée pour l'époux; 2°
un sentiment de pudeur invincible.

La femme qui n'aime pas, se livre
sans se donner; c'est encore, ici, la
force d'inertie — son arme favorite
— dont elle fait usage pour se ven-
ger de ce qu'elle considère comme
un outrage et une souillure.

. .

Chez la plupart des jeunes mariées, le sentiment voluptueux est
nul ou très obscur. La pudeur ne
lui permet de s'éveiller que peu à
peu, comme par l'éducation d'un
nouveau sens.

Cet éveil sera d'autant plus long
à se produire que la femme sera
mieux douée, intellectuellement, et
qu'elle aura été élevée avec plus
d'honnêteté et de modestie.

Il peut se faire attendre des mois,
même des années !

Alors la jeune femme ne tarde
pas à prendre le mari et le mariage
en dégoût, puis en horreur. Ces ardeurs, qu'elle subit sans les ressen-

tir, elle s'y résignait dans l'espoir
de devenir mère. Mais cette conso-
lation lui est presque toujours re-
fusée : de pareils hymens étant ra-
rement féconds.

En semblable conjoncture, si
l'époux, surpris d'une froideur —
dont il méconnait la véritable cause
— multiplie les rapprochements,
dans l'espoir d'animer ce marbre,
ses efforts insolites ne parviendront
qu'à l'épuiser rapidement et à re-
buter la femme de plus en plus.

Alors, froissé dans son amour-
propre, il déclarera sa femme indifférente et froide. Bientôt, il ne s'en
approchera plus que par devoir.

De là, à tromper son épouse insensible, il n'y a qu'une bien faible distance que la moindre occasion peut faire franchir.

*   *

Et pourtant, il n'y a pas de femmes, en bonne santé, qui soient dépourvues de la faculté de pouvoir éprouver les transports génésiaques.

Il y a, seulement, des maris qui ne peuvent, ne veulent ou ne savent provoquer ces transports et qui en rejettent la faute sur leur épouse, aimante et docile.

Tel, un mauvais musicien déclare pitoyable un instrument, pourtant sonore, dont son inexpérience n'a su tirer aucun accord.

Quatrième cas.

Le sentiment voluptueux est, en général, plus prompt chez l'homme que chez la femme. Il y a là, pour le mari ignorant, un nouvel écueil sur lequel viendra sombrer son bonheur conjugal.

Si, possesseur d'une femme dont les sens sont susceptibles d'être éveillés, l'époux procède, avec elle, *ex-abrupto*, sans autre préambule et avec trop d'impétuosité, il risque alors : ou d'éteindre ces velléités d'éveil, ou d'accomplir sa fonction

si rapidement, que celle de l'épouse
— nouvelle cause de stérilité — demeure suspendue, incomplétée.

* *

On dit que la femme est plus insatiable que l'homme des plaisirs de l'amour; qu'éprouvant
moins de fatigue, dans l'acte génératif, elle peut, plus facilement, en
supporter la répétition.

Il y a là, une erreur qui date
de fort loin et qui n'est pas près
d'être détruite, puisqu'elle a sa racine dans l'ignorance et l'égoïsme
de l'homme.

Lorsque la fonction a été complète, intégrale de part et d'autre,

4*

le besoin de l'exercer à nouveau
ne renaît pas plus souvent chez
l'homme que chez la femme. Voilà
la vérité, dans l'immense majorité
des cas.

L'insatiabilité de la courtisane
n'est qu'apparente; elle est l'effet
de son indifférence pour un acte
qu'elle pratique vénalement, sans
plaisir aucun, et qu'elle peut répéter d'autant plus fréquemment
qu'elle le supporte sans y prendre
aucune part.

Si l'on rencontre, exceptionnelle-
ment, quelque tempérament d'une
ardeur insatiable, on est presque

toujours en présence d'un état pa-
thologique spécial : d'une affection
hystérique, par exemple.

*   *
*

Pourtant si, dans un état normal
de santé, la femme que l'on aban-
donne au moment précis où elle
allait éprouver le spasme génésique, manifeste une légitime impa-
tience, ce mouvement sera pris
pour de l'insatiabilité par le mari
brutal qui aura assouvi ses appétits
sensuels, sans se préoccuper autre-
ment de sa jeune compagne

L'épouse, ainsi excitée et jamais
satisfaite, ne tardera pas à tomber
dans un état nervosique, plus ou

moins accentué. Elle passera, sans motif apparent, de la plus grande gaité à la plus profonde tristesse

En proie au dégoût, tour à tour irritée ou abattue, elle fera supporter à son entourage le poids d'un caractère aigri et inégal.

Dans cet état, c'est la femme sujette aux *vapeurs,* aux *migraines;* c'est la femme qui a *ses nerfs;* c'est la femme d'*humeur incompatible;* en un mot — qui les résume tous — c'est la femme INCOMPRISE, sur la pente de devenir une femme ADULTÈRE !

*
* *

Nous sommes bien obligé de parler d'une cinquième terminaison, peu connue dans les campagnes, mais très usitée dans les grands centres.

Dans ce cas, aussi anormal que répugnant, le mari se retire avec *prudence*, dès le commencement du spasme final.

Outre qu'elle ne donne aucune satisfaction physiologique à la femme, cette pratique étrange la blesse profondément dans sa dignité.

Il s'en suit que si, grâce à ce moyen infaillible, le mari est parfaitement assuré de ne pas féconder sa femme, il est loin d'être garanti qu'elle ne le sera pas par un autre, moins *prudent*.

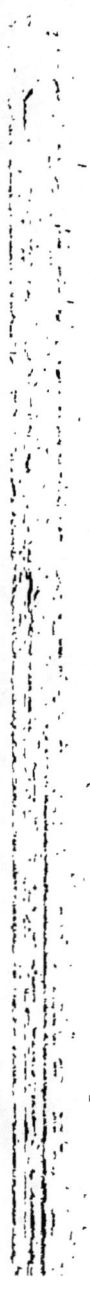

CHAPITRE VI

Education du sixième sens.

Nous venons de voir que :

1° L'épouse dont les sens tardent à s'éveiller est exposée d'une part, à la stérilité et, de l'autre, à l'indifférence et à l'infidélité de son mari.

2° Sans être davantage féconde, celle dont un époux stupide provoque les désirs, sans leur donner complète satisfaction, est en butte à des maux indéfinissables, à des troubles nerveux profonds qui l'incitent à tromper ou, tout au moins, à fuir ce mari inepte.

Dans ces deux cas — qui se rencontrent beaucoup plus souvent qu'on ne le suppose — l'union est troublée et tend, chaque jour, à se désorganiser avec plus ou moins de rapidité. Ce n'est qu'une question de temps.

* *

Après avoir décrit les signes pathognomoniques de ces états morbides du mariage, nous devons en indiquer la prophylaxie.

Si la paix du foyer, si la fidélité conjugale dépendent — dans une certaine mesure — de l'exercice

complet et simultané de la fonction
générative, il convient d'examiner
s'il existe des moyens propres à
réaliser cette intégralité et cette simultanéité.

Ces moyens, la physiologie nous
les révèle.

Nous allons les étudier au point
de vue de leur action physique sur
l'éveil des sens et au point de vue
de leur emploi, c'est-à-dire du choix
qu'il convient de faire entre ces
différents moyens, et de l'opportu-
nité qu'il y a à les appliquer selon
les circonstances et selon les personnes.

Aux yeux de la loi, le mariage est consommé dès que l'époux a possédé l'épouse.

Pour le physiologiste, cette consommation n'est parachevée que lorsque la possession a été réciproque.

Alors, seulement, l'union est effective et complète.

Elle sera durable si les époux sont et demeurent *amants*.

Pour qu'un mari rencontre une amante, en sa femme, et soit réellement son amant — *la chair de sa chair* — il faut qu'il ait la puissance d'évoquer, en elle, le sentiment voluptueux, ce *sixième sens*,

dont il ne saurait trop tôt commen-
cer l'éducation (¹).

Pour atteindre ce but, il y a différents moyens qui découlent tous
de la propriété de s'influencer réciproquement, que possèdent les nerfs
du système cérébro-spinal avec
ceux du grand-sympathique, dont
plusieurs *plexus* desservent les organes génitaux.

Il en résulte qu'au lieu que l'imagination, frappée d'idées amoureu-

(¹) Le sixième sens est le *génésique...* Si le
goût, qui a pour but la conservation de l'individu, est incontestablement un sens, à plus
forte raison doit-on accorder ce titre aux organes destinés à la conservation de l'espèce.
(BRILLAT-SAVARIN. *Physiologie du goût.*)

ses, soit l'incitatrice des organes,
c'est l'incitation des organes qui,
dans certaines conditions, peut faire
naitre les idées amoureuses.

* *

Parmi les organes qui concourrent à l'éveil des sens, les seins
jouent, chez la femme, un rôle prépondérant et non équivoque.

En les recouvrant d'un riche
tissu adipeux qui leur donne d'une
manière permanente — et, non seulement, pendant l'allaitement — ces
formes arrondies et ces contours
gracieux, la nature a marqué clai-
rement qu'elle voulait que la vue
et que le contact des seins agis·

sent puissamment sur les sens de l'homme.

Par une sorte de choc en retour, tout contact de l'homme sur les glandes mammaires a un retentissement profond et immédiat sur les organes génitaux de la femme.

Un baiser, une caresse de la main, surtout une friction ou une légère succion du mamelon, provoque à coup sûr l'érection du clitoris.

Les baisers sur la bouche produisent très souvent le même effet et avec une intensité à peu près égale.

La faculté d'excitation, presque prodigieuse, qui réside dans ces or-

ganes, provient de ce que c'est, pré-
cisément, dans le tissu des mamelons et au bord des lèvres que se
rencontrent les papilles nerveuses
les plus développées et les plus
nombreuses.

. .

Si ces différents moyens viennent
à échouer contre des sens trop re-
belles à éveiller, on peut combiner,
l'un ou l'autre, avec la stimulation
directe du clitoris.

Exercée avec délicatesse et à propos, une légère titillation est d'un
effet presque irrésistible, et les mé-
decins la conseillent spécialement
dans les cas de stérilité qui sem-

blent reconnaître pour cause :
l'inaptitude physiologique de la
femme à éprouver l'orgasme génital (¹).

* * *

Il y a des femmes chez lesquelles
le sentiment voluptueux ne peut
être éveillé que dans une position
et dans des circonstances détermi-
·nées, mais variables de l'une à
l'autre.

L'imagination si vive de la femme,
joue-t-elle, ici, le principal rôle ?
Est-ce l'attrait de la variété ? Est-ce
simplement, comme le prétendent

(¹) Voir l'article : *Stérilité,* dans le Grand
Dictionnaire P. LAROUSSE.

, certains physiologistes, l'effet d'une accommodation fonctionnelle plus convenable ?

Quoiqu'il en soit, quand on sera parvenu à provoquer la crise génésique, elle se renouvellera facilement, chaque fois que se renouvellera l'emploi des moyens qui l'auront déterminée un première fois.

Pour compléter ces données, disons encore qu'il arrive très souvent que des sens, qu'on avait d'abord rencontrés incapables d'aucune activité, soient beaucoup plus faciles à émouvoir après un court sommeil.

*   *

Il est presque superflu d'ajouter que tous ces essais, toutes ces tentatives d'éveil des sens, ne peuvent réussir que provenant de l'affection patiente et délicate d'un époux aimé.

De la part d'un être antipathique, toute caresse, tout contact serait répugnant, odieux et rencontrerait constamment des sens d'une frigidité obstinée.

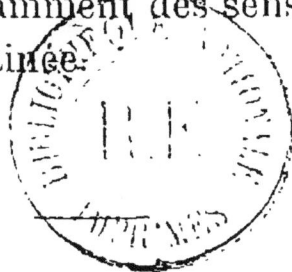

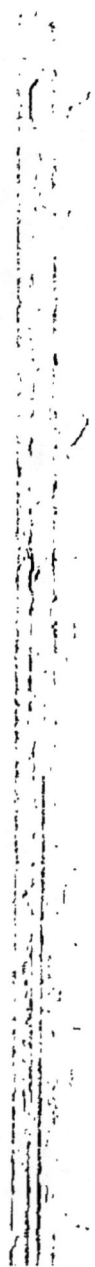

CHAPITRE VII

Derniers conseils.

Il nous faut aborder, maintenant, l'étude des circonstances dans lesquelles le moral peut dominer le physique au point, parfois, d'en obscurcir toute manifestation.

Cette étude est des plus importantes et nous la recommandons, tout spécialement, aux méditations des nouveaux époux.

Elle leur apprendra — ce qu'ils ne doivent jamais perdre de vue — que c'est surtout en matière de rap-

ports conjugaux que la précipitation est la pire ennemie de la perfection.

. .

Les moyens que la nature a mis
à la disposition de l'homme, pour
se reproduire, ne diffèrent pas beaucoup — au moins essentiellement
— de ceux qu'emploient la plupart
des mammifères. C'est cette *animalité* de la fonction qui alarme tant
la pudeur de la jeune mariée et qui
paralyse ses sens.

Les premiers rapprochements
constituent, pour elle, une situation
étrange, toujours différente de ce
qu'elle avait pù imaginer, presque

révoltante. Aussi, pendant un temps, lui semblent-ils pénibles et ne s'y soumet-elle qu'avec une certaine appréhension (¹).

Les premiers jours du mariage ont, en bien ou en mal, une influence décisive et trop méconnue, sur la suite de l'existence.

Aussi, loin de brusquer cette innocence et de railler cette pudeur, l'époux intelligent devra-t-il s'attacher à atténuer, à masquer, pour ainsi dire, l'acte principal, en l'ame-

(¹) Dans les *Annales médicales,* on cite des cas de jeunes femmes tombant dans des attaques de nerfs très violentes à chaque rapprochement sexuel.

nant par des transitions qu'il ne
pourra jamais trop graduer.

L'épouse lui saura certainement
un gré infini de cette conduite et
elle l'en récompensera par un re-
doublement d'estime et de confiance.

* *

Pourtant — la pudeur est en nous
pour ajouter au plaisir et non pour
le réprimer[1] — aussi, bientôt elle
s'humanise et devient moins fa-
rouche ; petit à petit, elle se modifie. Maintenant, la pudeur a nom :
coquetterie.

La femme a un sentiment très
haut de sa dignité. Elle ne veut pas

[1] DE SENANCOURT : *De l'amour*.

qu'on la prenne d'assaut et sans
coup férir ; elle sent très bien que
ce serait l'avilir, la ravaler au rôle
de femelle.

Elle entend bien se rendre, sans
nul doute, pourtant après un siège
suivi ; alors que, par une résistance
suffisante, elle aura mérité les hon-
neurs de la guerre.

De son côté, l'homme se blase-
rait vite de victoires non disputées.
Une défense honorable aiguillonne
ses désirs et flatte son amour-pro-
pre, en rehaussant son triomphe.

De fait, ces baisers, ces caresses,
tous ces doux combats préliminai-
res, répondent aussi bien à la na-

ture physiologique de la femme
qu'à ses aspirations affectives. Ils
sont la poésie et l'un des grands
charmes de l'acte, auquel ils enlè-
vent son caractère d'animalité.

.   .   .

L'époux n'a jamais le droit de
violer sa femme. Il commettrait
plus qu'un crime : il commettrait
une *faute* (¹). En effet, les sens de
l'époux sont toujours plus prompts
à s'émouvoir que ceux de l'épouse.

Nous avons vu comment le sentiment voluptueux n'envahit la femme
que progressivement, en se propa-

(¹) TALLEYRAND.

geant, de proche en proche, à tous les centres nerveux.

L'époux aimant et délicat ne risquera donc pas de tuer son idéal, de couper les ailes à son oiseau bleu, en procédant trop rapidement.

Il aura la volonté — dont, d'ailleurs, il sera largement récompensé — de ne tenter jamais l'action décisive qu'après en avoir fait naître un vif désir chez l'épouse.

Même alors, il se gardera bien de toute précipitation. Au contraire, il s'efforcera, tout en suivant le progrès de l'éveil des sens, chez sa compagne, de rester maître d'obte-

5*

nir le spasme simultané, ce *deside-
rat* de tous les maris, ce *summum*
des joies conjugales.

. .

Pourtant, et nonobstant tous ses
soins, l'époux trop ardent peut
avoir encore accompli sa fonction
le premier. Dans ce cas, il faut qu'il
résiste à la prostration qui l'envahit
et qu'il tâche de compléter rapidement celle de sa femme.

L'abandonner en égoïste avant
cela, la laisser lâchement sans as-
sistance, une fois sa propre satisfaction obtenue, c'est une lourde
faute qui ne se pardonne guère et

que ne saurait commettre un époux réellement épris.

* * *

Et maintenant, jeunes gens, pénétrez-vous bien de ceci :

Les principes que nous venons de poser, dans ce chapitre, sur la manière de procéder aux relations conjugales, sont les seules conformes aux lois morales et physiologiques ; les seuls, par conséquent, qui concilient les exigences de la chair et celles de l'esprit et qui leur donnent, à toutes, une satisfaction complète et légitime.

Nous ne saurions trop le répéter :

La pratique de ces principes res-
serre et fortifie à jamais tous les
liens qui unissent les époux.

Au contraire, son inobservance
les relâche et les détruit rapidement. C'est la grand'route qui mène
au DIVORCE, droit et vite.

Il n'y a pas de moyen terme :
des rapports conjugaux, il ne peut
résulter que *joie* ou *supplice, amour*
ou *haine.*

Un exemple entre mille :

Qu'il survienne un léger désac-
cord dans un ménage — les plus
unis n'en sont pas exempts.

La femme est railleuse, le mari

cassant; la dispute devient d'autant plus vive que l'objet en est plus futile.

Maintenant, l'on se fait froide mine et la brouille menace de s'éterniser — surtout si les époux font deux lits.

S'ils n'en font qu'un, selon la manière dont le mari se comportera, la querelle peut avoir deux issues, diamétralement opposées.

Si l'époux aime sincèrement sa femme, il se montrera aimable. plein de délicatesse et il saura effacer toute trace de dissentiment dans un combat dont l'un et l'autre sortiront vainqueurs.

Si, au contraire, un mari égoïste et grossier exige impérieusement ce qu'il prétend être son *droit*, il triomphera sur une créature inerte, vaincue et humiliée.

Alors, l'amour aura reçu une première atteinte.

Le vase d'élection conservera une fêlure; encore quelques maladresses de ce genre, il n'en subsistera que débris.

* *

Et, à ce sujet, que l'on ne vienne pas nous accuser de nous ne savons quelle glorification de la matière.

Il n'y a rien de tel dans ce livre.

Dans l'organisme humain, la matière et l'esprit sont corrélatifs et connexes; ils sont en perpétuelle réaction, l'un sur l'autre.

Nous n'avons fait qu'appeler l'attention sur quelques-unes de ces réactions, qu'il serait, de la part d'un mari, puéril de nier et imprudent de méconnaître.

CHAPITRE VIII

Hygiène de la fonction de reproduction.

L'homme a seul, de tous les animaux, le privilège de pouvoir se livrer, en toutes saisons, à l'exercice de la fonction de reproduction.

Cette faculté est éminemment morale, en ce qu'elle place la fonction dans une certaine dépendance de la volonté, au lieu de l'abandonner exclusivement à l'instinct, comme dans les espèces animales.

Il résulte aussi, de ce fait, que

l'acte génératif ne peut toujours avoir la conception pour but immédiat; d'autant plus que la volonté n'a aucune part dans la production de ce phénomène.

Ainsi, voit-on chaque jour tels époux qui aspirent ardemment à avoir des enfants, n'en point obtenir; et, tels autres, qui ne le désiraient pas, être gratifiés d'une augmentation de famille.

La partie de la fonction qui dépend de la volonté est terminée avec le double spasme. Si parfaitement qu'elle soit accomplie, il s'en faut de beaucoup qu'elle ait, *ipso facto*, toujours et nécessairement la conception pour résultat.

Ce qui a lieu ultérieurement nous est caché pour un temps ([1]) ; la nature ne fournit aucune certitude de la fécondation avant le jour où le le nouvel être s'affirme, lui-même, par ses tressaillements ([2]).

De ce qui précède, on peut conclure que :

Si l'acte génératif a la conservation de l'espèce pour but essentiel, la possibilité permanente de pou-

([1]) La non-apparition des règles reconnaît d'autres causes que la conception ; ce signe, quoique très probant, n'est nullement absolu.

([2]) GRIMAUD DE CAUX, *Histoire de la Génération*.

voir s'y livrer nous révèle que cet
acte a un but secondaire — ce qui,
d'ailleurs, assure la réalisation du
premier — c'est de contribuer, par
l'attrait que la nature y a attaché, à
entretenir et à fortifier l'affection
réciproque des époux.

. .
.

Il ne s'en suit pas que l'on puisse
répéter impunément cet acte sans
frein et en toutes circonstances.

Si nous avons fait ressortir, plus
haut, les bienfaits qui accompagnent un exercice modéré de la fonction générative, nous n'en devons
insister qu'avec plus de force sur

les dangers qui résultent de l'excès de cet exercice.

Nous savons que les jeunes gens tiennent peu de compte des conseils qu'on leur donne à cet égard. Ils croient tous posséder une vigueur inépuisable et ils traitent volontiers d'impuissants ceux qui leur recommandent la modération.

Peu nous importe !

· Nous n'en remplirons pas moins notre devoir, en mettant sous leurs yeux, le tableau des maux auxquels leur imprudence les expose.

* *

Si l'on considère que les organes génitaux sont en rapport sympa-

thique avec tous les grands viscè-
res — le cœur, le cerveau, l'esto-
mac — on comprendra comment
tous les excès commis par ceux-là
doivent apporter, dans les fonctions
de ceux-ci, une perturbation plus
ou moins grande.

Au nombre de ces désordres
fonctionnels, il s'en rencontre de
très graves, tels que : palpitations,
gastralgie opiniâtre, affaiblissement des facultés intellectuelles,
diminution de la vue et de l'ouïe, ataxie, affections de la moëlle épinière,
abolition prématurée de la faculté
procréatrice, etc., etc.

L'excès des rapports conjugaux

peut aussi occasionner la stérilité :

1° De la *femme*, en entretenant le canal vaginal dans un état d'orgasme qui en modifie les secrétions et les rend mortelles aux spermatozoïdes ([1]).

2° De l'*homme*, en diminuant la quantité et la vigueur de ces spermatozoïdes — seuls agents de la fécondation — qui finissent même

---

([1]) Au risque de contrarier les tristes époux en quête de plaisirs stériles, nous devons dire que l'on a beaucoup exagéré l'action meurtrière de l'eau froide sur les spermatozoïdes. Elle les engourdit momentanément, voilà tout; bientôt, en se réchauffant, ils récupèrent toute leur vitalité primitive.

par disparaître complètement d'un sperme sans cesse expulsé avant une parfaite élaboration.

* *

Même, lorsqu'on ne s'y livre que modérément, cet acte ne peut être accompli que dans un état de sur-excitation nerveuse considérable. Le pouls s'élève, la respiration s'accélère, les phénomènes qui caractérisent les efforts violents se manifestent.

Il exige donc toujours une grande dépense de force et apporte un certain trouble passager dans tout l'être.

Afin d'en diminuer la fatigue, il

convient de l'exercer, de préférence, alors qu'il pourra être suivi
d'un sommeil ou d'un repos répa-
rateurs.

On devra, même, s'en abstenir
complètement : après un repas pro-
longé et des libations copieuses ;
pendant le travail de la digestion ;
à la suite d'une grande fatigue
musculaire ou cérébrale ; après une
violente émotion ; pendant une con-
valescence ; toutes les fois, enfin,
que le corps est dans un état d'affaiblissement moral ou physique.

* *

Les considérations qui précèdent
s'appliquent évidemment aux deux

6

sexes. Aussi, en face d'une indis-
position de la femme, l'époux doit-
il, rigoureusement, s'interdire tout
rapprochement.

Dans nos sociétés modernes, la
femme n'est pas une chose, un objet possédé en toute propriété par
le mari et dont il puisse user et
abuser à son gré. Les égoïstes de-
vront en prendre leur parti, s'ils ne
veulent s'exposer à de légitimes re-
présailles.

Parmi les libertés que la véritable démocratie ne saurait logique-
ment lui refuser, la femme doit comp-
ter, sans restriction aucune, la liberté
de disposer ou non de son corps.

Ce n'est pas que nous fassions, à
aucun de nos lecteurs, l'injure de
le croire capable de greffer bestia-
lement sa satisfaction sur la souffrance d'autrui.

Encore faut-il que l'époux ait
connaissance de cet état de malaise ;
or, la femme ne se plaint pas toujours, de crainte, parfois, de contrarier un époux trop chéri.

C'est donc à ce dernier de s'abstenir quant il rencontre des yeux
sans éclat, des lèvres sans chaleur,
des seins sans fermeté, et, surtout,
lorsqu'un léger contact des mamelons détermine, chez la femme, un
agacement douloureux.

En un mot, l'époux doit se priver
de tous rapports sexuels chaque
fois que, malgré l'ardeur de ses
caresses, il n'aura pas réussi à
provoquer l'ensemble des symptômes, décrits au Chapitre IV, auxquels on reconnaît qu'une femme est
sous l'empire de désirs amoureux.

*   *
*

La femme ne doit pas, non plus,
être provoquée à l'acte génératif
pendant le cours des menstrues.
Cette époque — qui est celle où
l'ovule se détache et commence son
évolution — doit être absolument
respectée. Nous ne nous attarde-
rons pas à en donner les motifs.

Pourtant, nous ferons observer
que, dans certains cas et sous l'influence de certaines circonstances,
l'infraction à cette prescription peut
occasionner : à l'homme, des écoulements blennorrhagiques ; à la
femme, de violentes pertes sangui-
nes.

Les huit jours — un peu plus, un
peu moins — qui suivent la dispa-
rition des règles, sont ceux pendant lesquels la conception se produit le plus souvent.

En ce temps, la femme a les sens
beaucoup plus prompts à s'émouvoir, alors que le repos a renou-

velé les désirs et les forces de l'époux.

Il ne faut pas, pour cela, se hâter de conclure que la conception n'est possible que pendant ce laps de temps.

Elle est infiniment plus fréquente alors; pourtant — dans l'état actuel de la science — on ne peut affirmer que la période suivante, qui s'étend jusqu'à un prochain retour des règles, soit absolument indemne.

Nous ne pouvons terminer un chapitre sur l'hygiène, sans rappeler que les organes génitaux des

deux sexes doivent être continuelle-
ment l'objet d'une propreté minu-
tieuse.

Ces soins de propreté, si nécessaires à tous et sous tous les climats, s'imposent plus impérieusement encore aux hommes dont le
gland reste ordinairement recou-
vert par le prépuce.

Cette disposition physique les
expose à de fréquentes et doulou-
reuses inflammations catarrhales,
soit du gland (*Balanite*), soit, à la
fois, du gland et de la muqueuse
du prépuce (*Balano-posthite*), acci-
dents que la propreté prévient ou
rend inoffensifs.

Les rapports avec une femme af-
fectée de fleurs blanches, ou dont
les règles ne sont pas complètement disparues, une disproportion
des organes qui rendrait ces rapports trop prolongés, sont les causes
ordinaires de ces inflammations.

Elles reconnaissent aussi pour
cause fréquente, une accumulation
de la matière grasse ou *sébacée* qui
est secrétée à la couronne du gland
et qui a pour but de faciliter le
glissement du prépuce, ainsi que
de protéger le gland contre l'action
érosive de l'urine.

La *circoncision* — comme chacun

sait — consiste dans l'excision ou retranchement d'une notable partie du prépuce des enfants mâles.

Cette petite opération chirurgicale se pratique, depuis la plus haute antiquité, en Egypte et en Ethiopie, d'où elle a passé dans les rites religieux des juifs, puis des Mahométans.

En fait — surtout dans les pays chauds — elle constitue une mesure hygiénique, d'un effet préventif incontestable, contre la balanite et la balano-posthite et aussi contre l'accumulation de la matière sébacée à la base du gland.

Il est clair, cependant, qu'une pro-

preté rigoureuse rendrait inutile
une pratique qui n'est pas sans
danger pour les petits êtres qui la
subissent et qui, en outre, a l'in-
convénient de provoquer trop pré-
maturément le développement de
la verge.

. . .

Il nous faut aussi, dans ce chapitre, dire quelques mots d'une affection qui afflige un grand nombre
de femmes et qui rentre dans notre
sujet, en ce qu'elle peut causer
l'éloignement du mari.

Nous voulons parler de la *leucorrhée*, connue plus ordinaire-

ment sous la désignation de *fleurs
blanches*.

Cette affection consiste en une
perte sero-muqueuse, non périodi-
que, provenant de l'uterus et du
canal vaginal, sans qu'il y ait, le
plus souvent, de lésion inflamma-
toire ou organique.

Les *fleurs blanches* se rencontrent plus fréquemment chez les
femmes blondes et lymphathiques,
sans toutefois que les femmes bru-
nes et d'un tempérament sanguin
en soient toujours exemptes.

Cette maladie — à peu près in-
connue dans les campagnes — est
très ordinaire dans les villes, sur-

tout dans les climats froids et humides.

Elle peut provenir du manque d'exercice, des veillées prolongées, de l'usage de certains aliments (¹), de la malpropreté, etc.

Par fois, elle disparaît définitivement après une couche, ou, tout au moins, elle ne reparaît qu'après un temps assez long.

Outre les troubles importants qu'elle apporte dans la santé générale, la *leucorrhée* entrave la génération de plusieurs manières.

(¹) Le Dr Lisfranc prétend que l'on pourra augmenter ou suspendre les fleurs blanches, à volonté, selon que l'on fera, ou non, usage du café au lait.

Elle peut être une cause de stérilité si l'écoulement est d'une nature assez âcre pour tuer les spermatozoïdes.

Elle apporte un obstacle aux rapprochements sexuels :

1º Parce qu'elle distend les parois du canal vaginal.

2· Parce que les mucosités qui transsudent de cet organe annulent, à peu près, tout l'effet des frottements, partant tout *stimulus*, aussi bien pour un sexe que pour l'autre.

3º Parce que ces mêmes mucosités peuvent provoquer, chez l'homme, des écoulements blennorrhagiques ou une inflammation

du gland, parfois très graves, toujours désagréables.

4° Parce que — et pour les motifs
qui précèdent — la *leucorrhée* doit
infailliblement finir par faire naître
une répugnance invincible chez
l'époux.

Il n'est pas nécessaire d'insister
plus longuement pour faire comprendre combien il est indispensable que toute femme, atteinte de
cette affection, tente l'impossible
pour la faire disparaître au plus
tôt.

APPENDICE

Dans cet appendice, nous avons réuni et examiné quelques cas particuliers qui se rattachent directement à notre sujet, mais qui sont trop spéciaux pour avoir pu trouver place dans le corps de l'ouvrage.

Absence apparente des testicules.

L'absence des testicules entraine nécessairement l'impuissance; encore, faut-il que cette absence soit réelle. Parfois, elle n'est qu'apparente. Les testicules existent, mais ils ne sont pas descendus dans les bourses.

Dans ce cas, l'homme peut être puissant, quoiqu'il demeure sté-

rile : le sperme élaboré par des testicules restés dans l'abdomen étant
constamment dépourvu de spermatozoïdes.

De l'impuissance passagère.

L'imagination joue un rôle incontestable et très important dans
l'accomplissement de l'acte génératif.

L'on sait qu'il est plus difficile
et plus long à effectuer avec une
personne disgracieuse ou indifférente, qu'avec la personne aimée,
belle ou non.

L'empire de l'imagination peut
aller, dans certains cas, jusqu'à

rendre impossible toute manifestation virile.

Cette incapacité passagère de
l'homme, ordinairement puissant,
peut provenir : d'un manque de
confiance en soi-même, d'un trop
grand souci de ne pas réussir, ou
encore, de l'excès de l'excitation.

Une pudeur exagérée, une grande
timidité ou un extrême respect pour
la personne aimée peuvent, aussi,
occasionner cette impuissance passagère (1).

Nous pensons qu'énumérer ces
causes, c'est en indiquer le remède.
En effet, il n'y a qu'à s'appliquer à

(1) LONGET. *Physiologie.*

vouloir les faire disparaitre pour recouvrer une virilité, momentanément rebelle, malgré cela, nullement abolie.

De la disproportion des organes.

On comprend que toute investigation, à ce sujet, serait peu séante. Néanmoins, il y a des rapports conjugaux qui sont rendus très difficiles, presque impossibles ou très douloureux, par une trop grande disproportion entre les organes de l'homme et ceux de la femme.

. .

Une certaine brièveté de la verge ne semble pas, en général, apporter

d'obstacles bien sérieux à la fécondation si, toutefois, la femme prend
une part active à l'acte génératif.

La trop grande longueur de cet
organe est cause que son extrémité
glisse en arrière du col de l'uterus, ce qui rend la fécondation très
problématique et — à moins de
grands ménagements—les rapports
conjugaux très douloureux pour
l'épouse (¹).

(¹) La grande brièveté du vagin aurait les
mêmes conséquences. Le Dʳ Cruveilhier rapporte le cas d'une personne dont le canal vaginal n'excédait pas cinq centimètres. On a
constaté, sur elle, l'existence d'un second va-

Il n'en est pas de même quand la
verge est seulement volumineuse;
le canal vaginal étant extensible
diamétralement, il suffit de prendre
quelques précautions pendant les
premiers temps et jusqu'à ce que
l'accommodation soit parfaite.

. . .

La gracilité de la verge annulant
une notable partie des frottements
et diminuant d'autant le *stimulus*,

gin, artificiel celui-là, d'égale longueur au premier et situé dans son prolongement, en arrière de l'uterus.

Cet organe anormal avait été progressivement
créé par la verge, au prix de quelles souffrances pour la femme ?

elle rend les rapports conjugaux
lents et pénibles pour l'époux.

Il ne peut en venir à bout —
quand, encore, il y parvient — qu'à
force de volonté et à la suite d'efforts qui le laissent, lui, affaibli
et découragé, elle, obsédée ou indifférente.

. .

Ici, nous touchons à une plaie
sociale difficile à sonder. Ce défaut
d'organisation semble se rencontrer
plus fréquemment chez les personnes qu'absorbent des travaux in-
tellectuels, que chez les individus
incultes et se laissant dominer par
les sens.

Or, les tristes héritiers des hon-
teuses traditions de l'antique gym-
nase grec ne se recrutent pas seulement dans les basses classes de la
société, et c'est dans les rangs des
malheureux atteints de cette infir-
mité que se rencontrent les verges
les plus grêles ([1]).

N'insistons pas.

* *
*

Disons plutôt à ceux qu'afflige
cette gracilité congénitale que les
inconvénients qu'elle entraîne peuvent disparaître, à peu près complètement, en tenant compte des

([1]) *Rapport du Dr Trousseau.*

principes développés dans le Chapitre VII.

En effet, les muscles qui concourent à l'occlusion du vagin, participent puissamment à la production de l'orgasme génital.

Il s'en suit qu'il faut, d'abord, provoquer cet orgasme pour que, des constrictions de ces muscles, il résulte une adaptation plus complète des organes.

Loi de la production des sexes.

Depuis la plus haute antiquité, l'homme a agité la question de sa-

voir si les sexes peuvent être pro-
créés à volonté. Les hypothèses
les plus étranges ont été émises à
l'appui de l'affirmative ; constamment les faits les ont démenties,

*
* *

Dans ces derniers temps, la question paraît avoir fait un certain pas.
Il résulte d'expériences récentes que
l'on peut augmenter ou diminuer la
proportion des fleurs mâles, dans
les plantes monoïques, en les sou-
mettant à une chaleur plus ou
moins grande

D'autre part, M. le prof. M. T.
(de Genève) rapporte que, d'après
ses indications, l'on a toujours ob-

tenu des femelles, quand les vaches
étaient fécondées dès les premières
manifestations du rut — et des
mâles, quand la fécondation n'avait
eu lieu que pendant les derniers
moments de cette période.

.   .   .

La loi qui semblerait se dégager
de ces faits pourrait être formulée
ainsi :

Le sexe ne dépend ni du germe,
ni du principe fécondant; il ne
préexiste ni dans l'un, ni dans
l'autre ;

*Le sexe dépend du degré de ma-
turité du germe au moment de la
fécondation.*

7

Expliquons cela, autant que possible.

Si l'ovule est fécondé pendant les premiers temps de son évolution, il se produit un arrêt dans son développement et il en naîtra un être femelle.

Si la fécondation a lieu lorsque l'ovule a atteint une maturation complète, alors il en sortira un être mâle.

Le mâle, d'après cette théorie, serait une femelle élevée à une puissance supérieure, et l'on pourrait, déjà, appliquer au développement de l'ovule ce que le docteur Cruveilhier ne dit que du développement du *fœtus* dans son *Traité d'anatomie descriptive* :

« Chez le *fœtus*, dit ce savant professeur, il existe un moment qu'on peut appeler *neutre* et dans lequel les organes génitaux présentent la même disposition chez l'un et l'autre sexe. De sorte que les différences qui se manifestent dans la suite résultent, simplement, du mode particulier de développement de cet état primitif. »

Si cette loi de la production des sexes venait à se vérifier, elle s'appliquerait, vraisemblablement, à l'espèce humaine et il en résulterait :

1° Que les enfants du sexe fémi-
nin naîtraient de la fécondation ef-
fectuée immédiatement après la dis-
parition des règles.

2° Que les enfants du sexe mas-
culin seraient le produit d'une fécondation ultérieure de quelques
jours.

Actuellement, ce n'est pas encore
de cela que l'on peut dire, avec Ci-
ceron :

Qui est cui non perspicua sint illa?

CONCLUSION

L'art d'être heureux en ménage n'est nullement un secret.

Il consiste, uniquement, dans l'application du *principe de justice* à toutes les relations conjugales.

*   *   *

Pour l'*homme juste*, le mariage est l'union sympathique de l'*homme* et de la *femme*, constituant l'*être social complet*, lequel est composé de deux individus dont les facultés, les aptitudes, de même que les organes, sont complémentaires l'un de l'autre.

Dans cette union :

L'*homme* représente la PUIS-
SANCE; il est le *principe fécondant*,
au propre et au figuré. Il est la
pensée qui crée et la main qui
exécute.

Son domaine n'a pas de limite.
Il étreint et féconde tout : les sciences et les arts, l'espace et le temps.

La *femme* représente la GRACE;
elle est le *principe affectif*, le lien
qui rappelle l'homme sur la terre et
l'y rattache.

La *femme* n'est par créatrice. Au
propre et au figuré, elle est fécon-
dée par l'homme dont elle reçoit et
conserve l'empreinte.

Elle n'a qu'une aptitude res-
treinte pour les sciences et, quoique
douée d'un sentiment très fin, dans
les arts, elle reste imitatrice ou in-
terprète.

La destination harmonique, le
véritable rôle de la *femme*, c'est
l'*amour*. Son univers se résume
dans les êtres aimés.

L'*homme* travaille, la *femme*
aime.

L'*homme* produit, échange, trans-
forme, invente, lutte sans merci, ni
trève.

La *femme* encourage, récom-
pense et console.

Pour l'*homme juste*, les deux
sexes, si dissemblables, ne sauraient être égaux. L'*homme* et la
femme sont indispensables l'un à
l'autre ; ils se complètent sous tous
les rapports, partant, ils sont *équi-
valents*.

⁂

Pénétré de cette équivalence des
sexes, l'*homme juste* ne prendra pas
femme à la légère. Il voudra sa
compagne plus jeune que lui de
quelques années, d'une bonne santé
et d'un caractère enjoué.

Il se gardera de la choisir d'une
intelligence trop supérieure ou trop
inférieure à la sienne. Quant au

physique, il préférera l'expression
à une froide régularité des traits.

Quelle que soit, d'ailleurs, la
femme qu'il aura choisie, l'*homme
juste* remplira, auprès d'elle, *toutes*
ses obligations d'époux, c'est-à-
dire qu'il sera son *protecteur*, son
ami et son *amant*.

Comme *protecteur*, il s'efforcera
de lui rendre la vie facile, en écar-
tant les ronces de son chemin et
en adoucissant les aspérités de sa
route.

Comme *ami*, il l'associera, dans
les limites du possible, à ses travaux, à ses projets, ainsi qu'à ses
plaisirs. Il n'imitera pas ces maris

7*

imprudents qui, hors du lit, ne se soucient plus de leur femme.

Comme *amant*, il ne voudra jamais s'enivrer *seul* à la coupe de la volupté. Il n'oubliera pas que la femme a des appétits physiologiques plus impérieux, peut-être, que ceux de l'homme et qu'il serait lâche ou stupide de ne pas leur donner satisfaction.

⁂

Et comme l'*homme fait la femme* — à très peu d'exceptions près — l'*homme juste*, en retour, trouvera dans sa compagne : une *amie* sûre et une *amante* fidèle.

⁂

Nul danger que la *débauche*, l'*adultère* et leur funeste compagnon, le DIVORCE, ne tentent de s'approcher du ménage de l'*homme juste.*

Cette sinistre trinité est vaincue d'avance et sans combat, en tout lieu où règne le bonheur.

FIN

VOCABULAIRE EXPLICATIF

*des termes scientifiques contenus
dans cet ouvrage.*

———

ACCOMMODATION. Modification passagère ou définitive qui survient
dans un organe selon l'action à
laquelle il est soumis.

ADIPEUX. Qui a les caractères de
la graisse, ou qui en admet dans
sa composition.

ANAPHRODISIAQUE. Propre à calmer
les désirs amoureux ou à les empêcher de naître.

ANOMALIE. Qualité de ce qui n'est pas dans la règle, de ce qui ne se produit pas d'après les lois générales.

APPAREIL. Ensemble d'organes concourant à une fonction — *l'appareil digestif, l'appareil génital.*

ATAXIE. Trouble général du système nerveux.

BRIÈVETÉ. Qualité de ce qui a peu de longueur.

BULBES du vagin. Renflements globuleux, situés de chaque côté de l'ouverture du vagin et recouverts par les muscles constricteurs.

CAVERNEUX (Corps). Voir SPONGIEUX (Corps).

CÉRÉBRO-SPINAL. Partie du système nerveux qui comprend le cerveau et la moëlle épinière.

COMMISSURE. Point d'union, de jonction.

CONGÉNITAL. Né avec l'individu; défaut de naissance.

CONSTRICTEURS. Se dit des muscles qui exercent un resserrement circulaire.

COPULATION. Rapports sexuels (en parlant de l'espèce humaine).

EJACULATEURS. Se dit des muscles ou des organes qui concourrent à l'expulsion du liquide fécondant.

EMISSION. Action par laquelle un liquide est lancé hors de soi.

ENDÉMIQUE. Caractère des maladies locales et permanentes.

ERECTILE. Qui est apte à entrer en érection.

EROSIF, IVE. Se dit des substances qui rongent ou usent progressivement.

FŒTUS. Enfant dans le sein de sa mère.

FONCTION. Action d'un organe ou d'un groupe d'organes agissant en vue de leur destination naturelle.

FRIGIDITÉ. Froideur.

GESTATION. Temps pendant lequel la femme porte son enfant, avant de le mettre au monde.

GRACILITÉ. Qualité de ce qui est grêle, c'est-à-dire mince ou menu, par rapport à la longueur.

HYSTÉRIE. Maladie nerveuse qui a — ou qui semble avoir — son siège dans les organes génitaux de la femme.

IMPERFORÉ. Qui est dépourvu d'ouverture.

IPSO FACTO. Par le seul fait.

MAMELON. Bout du sein.

MONOÏQUE. Se dit des plantes qui portent, sur le même pied, des fleurs mâles et des fleurs femelles.

MORBIDE. Qui a rapport à l'état de maladie.

NATURALIBUS (IN). A l'état de nature, de nudité.

NERVOSIQUE. Se dit d'une surexcitation maladive des nerfs, d'une aberration des forces nerveuses.

OCCLUSION. Action de fermer.

ORGASME. Etat d'excitation d'un organe.

PAPILLES NERVEUSES. Petites éminences produites, à la surface de la peau ou des muqueuses, par l'extrémité de filets ou tubes nerveux.

PARTURITION. Accouchement.

PATHOGNOMONIQUE. Qui caractérise une maladie.

PATHOLOGIE. Partie de la médecine qui traite de la connaissance des maladies.

PÉRINÉE. Ligne de séparation des deux membres inférieurs.

PHYSIOLOGIE. Science de la fonction des organes, chez les êtres vivants.

PLEXUS. Entrelacement des nerfs ou des veines.

PROPHYLAXIE. Ensemble de précautions destinées à prévenir une maladie.

PROSTRATION. Grand affaiblissement; abattement des forces.

PSYCHIQUE. Se dit de ce qui a rapport à l'âme.

PUBIS. Eminence triangulaire, sur-
montée de poils, située à la partie inférieure du bas-ventre (chez
la femme, le *pubis* prend le nom
de *penil*). — Os PUBIS, extrémités
antérieures des os illiaques, ou
hanches, dont la réunion a lieu
sous le *pubis*.

RIGIDITÉ. Raideur.

SECRÉTION. Elaboration de liquides
par certains tissus et liquides qui
en sont le résultat.

SPASME. Mouvement convulsif des
muscles ou des nerfs.

SPONGIEUX (corps) ou caverneux.
Parties des organes dans lesquelles l'afflux du sang peut dé-

terminer une augmentation considérable de volume.

STASE. Arrêt du sang ou des hu-
meurs dans une partie du corps,
sans altération de ces liquides.

STIMULUS. Cause d'excitation dans
les organes.

SUMMUM. Limite la plus élevée que
puisse atteindre un phénomène
d'une intensité variable.

SYMPATHIE. Rapport intime entre
des organes, dont l'un est affecté
par les mêmes causes qui affec-
tent l'autre.

SYMPATHIQUE (GRAND). Système
spécial de nerfs qui se compose
de deux cordons disposés de cha-

que côté et le long de la colonne vertébrale.

SYMPTÔMES. Signes qui indiquent la nature d'une maladie; indices qui révèlent un état spécial.

TERMINUS. Manière dont une action se termine.

TISSU. Partie solide d'un corps organisé, constituée par un entre-croisement de fibres.

TITILLATION. Léger chatouillement; attouchement délicat et répété.

TORRIDE. Brûlant, extrêmement chaud.

TRANSSUDER. Suinter à travers les pores.

URÈTHRE. Canal qui conduit l'urine hors de la vessie.

VAGINAL. Qui est en forme de gaîne ou d'étui.

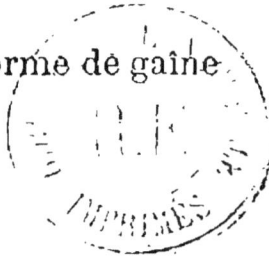

TABLE DES MATIÈRES

Pages

PRÉFACE 7

Chapitre Premier

De l'insuffisance des connaissances physiologiques de l'époux. 15

Chapitre II

De l'amour et de son rôle dans le mariage. 29

Chapitre III

Des organes de la génération. . . 39

Chapitre IV

Physiologie de la fonction de reproduction 51

Chapitre V

Anomalies de la fonction. — Stérilité et
infidélité 65

Pages

CHAPITRE VI
Éducation du sixième sens 87

CHAPITRE VII
Derniers conseils. 99

CHAPITRE VIII
Hygiène de la fonction de reproduction. 113

APPENDICE
Absence apparente des testicules . . . 135
De l'impuissance passagère 136
De la disproportion des organes. . . . 138
Loi de la production des sexes 143
CONCLUSION. 149
VOCABULAIRE 157

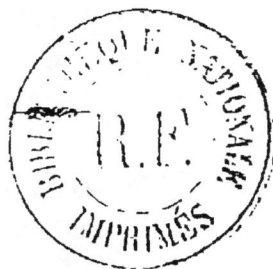

GENÈV . . . . . . JULES CAREY.